We hopen dat de vertaling van Ruth's boekje in Nederland bij kan dragen aan het krijgen van een beter inzicht in de geboorte processen en basisbehoeften van het menselijke zoogdier ras én aan de herontdekking en optimale bescherming van deze zo eenvoudige maar sinds duizenden jaren in alle culturen nog steeds verkeerd geïnterpreteerde, onderschatte en verstoorde basisbehoeften.

De vertalers van de Nederlandse editie:

Hilda Garst, Aaldrik Bakkelo en Kyra Ottens

I0415314

De basisbehoeften van een vrouw tijdens de bevalling

"...een weloverwogen bijdrage aan het scheppen van waardige en betekenisvolle omstandigheden voor moeders en hun baby's die zéker een meer meevoelende manier van geboortezorg zal gaan bewerkstelligen. Iedere vrouw zou het moeten lezen voordat zij gaat bevallen en dan zou ze het boekje ook moeten laten lezen aan alle betrokken zorgverleners.

Robyn Sheldon – auteur van 'The Mama Bamba Way'

"een zeer kostbaar juweeltje! In één woord, perfect!" Iedere man en elke vrouw zou het moeten lezen en de inhoud ervan zeer zorgvuldig tot zich moeten nemen.

Liliana Lammers – doula en organisatrice van Paramana doula cursussen

"Ruth Ehrhardt, je hebt de meeste kennis en wijsheid met betrekking tot de menselijke geboorte zeer indringend in een notendop bijeengebracht. Ik wou dat er zoiets was geweest vóór mijn bevallingen. Ik las het pas na de geboorte van mijn vijfde kind en toch leerde ik nog nieuwe dingen over het geboorteproces dankzij jouw simpele, maar o, zo duidelijke voorstelling van zaken, die me bij het lezen van vele andere boeken over geboortes waren ontgaan!"

Becky Hastings, moeder van vijf kinderen

"Als participant in de beweging voor natuurlijke geboortes en thuisbevallingen in Brazilië vond ik jouw boekje één van het meest lezenswaardige dat ik over het thema: 'vrouwen tijdens de bevalling' heb gelezen."

Vanessa Schultz, moeder van drie

Ik beveel dit authentieke boekje aan iedere zwangere vrouw en haar partner aan omdat ik weet dat ze uit dit juweel van een boekje het basisbegrip zal halen om met vertrouwen haar bevalling tegemoet te kunnen gaan. De titel zegt het al: *De basisbehoeften van een vrouw tijdens de bevalling*, veel méér heeft ze niet nodig.

Jacky Bloemraad-de Boer
Vroedvrouw, lactatiedeskundig, beoefenaar van
de traditionele Chineese
geneeskunde, voedingsdeskundige,
herbalist en doula

De basisbehoeften van een vrouw tijdens de bevalling

Ruth Ehrhardt

True Midwifery

Inhoudsopgave

True Midwifery

In eigen beheer uitgegeven door Ruth Erhardt van 'True Midwifery'

Postbus 44070, Scarborough, 7975, West Kaap, Zuid-Afrika

www.truemidwifery.com

Eerste uitgave in Zuid-Afrika in 2011

Boekomslag naar het ontwerp van Ruth Ehrhardt en danielacc
Illustratie boekomslag: travelerscat

ISBN: 9781080568635

Als een vrouw bevalt, wordt er niet alleen een baby geboren, maar ook een moeder. De manier waarop wij tijdens de bevalling met haar omgaan, zal grote invloed hebben op de wijze waarop zij zichzelf ervaart, als moeder en als ouder. Wees zorgzaam. Wees aardig. Luister.

Tegen elke aanstaande moeder waar ook ter wereld: Moge je bevalling heel mooi zijn.

Voor Hilda, wier liefde voor de moeders en baby's van deze wereld een volledige overgave uitstraalt.

Voorwoord

Er bestaan twee belangrijke publicaties over de fysiologie van de geboorte en de basisbehoeften van een barende vrouw. Het eerste is een enorm lijvig boek dat duizenden jaren geleden al werd geschreven. Op de allereerste bladzijden van deze bestseller staan enkele regels die een samenhang suggereren tussen de consumptie van de vrucht van de boom der kennis (lees: teveel te weten, of een te sterke neocortex te hebben ontwikkeld) en de problemen rond de geboorte van een mensenkind. Aan het eind van het boek valt te lezen over de geboorte van een legendarische man, wiens missie het was liefde te promoten en te verspreiden. Zijn moeder vond een strategie om het menselijk tekort te overwinnen: zich van haar nederigheid bewust, schonk zij het leven aan een zoon te midden van niet menselijke zoogdieren: in een stal.

Het tweede document vormt vooral qua omvang het tegenovergestelde van het eerste. Het is een klein boekwerkje, geschreven door Ruth Ehrhardt. In een zo beperkt aantal bladzijden samen te vatten wat zo belangrijk is, was een hele uitdaging.

Ik hoop dat, over alle vijf de continenten, iedere zwangere vrouw, vroedvrouw, doula, arts enz., de tijd zal nemen om de inhoud van dit magnifieke boekwerkje tot zich te nemen: Het zal een keerpunt zijn in de geschiedenis van de menselijke geboorte en dus in de geschiedenis van de mensheid.

Michel Odent

Inleiding

Dit boekwerkje is geïnspireerd op en door het werk van Dr. Michel Odent.

Dr. Odent begon zijn medische carrière als chirurg en deed zijn intrede in de wereld van de geboortes toen hij de leiding kreeg over een ziekenhuis in Pithiviers, even buiten Parijs. Hij zag al gauw in dat ziekenhuizen niet de ideale plek zijn voor bevallende vrouwen. Te licht, te steriel en te oncomfortabel met bovendien meestal een gebrek aan privacy. Hij was de eerste, die in een ziekenhuis lage bedden introduceerde (makkelijker voor de bevallende vrouw om in en uit te stappen), en gedempte verlichting, evenals mooie op "thuis lijkende" kamers en het eventuele gebruik van water als pijnverlichting.

Het ziekenhuis van Pithiviers was zó succesvol dat veel vrouwen er speciaal naar toe kwamen om er te bevallen. Dr. Odent werkte hier van 1962 tot 1985. Hij deed dat samen met zes verschillende vroedvrouwen en waakte over ongeveer 1000 geboortes per jaar. De kraamafdeling van het ziekenhuis had uitmuntende statistieken en hele lage percentages aan medische ingrepen.

Uiteindelijk maakte hij de overstap naar Londen waar hij zich toelegde op thuisbevallingen. En opnieuw was hij in staat om tot interessante inzichten te komen dankzij de ervaringen die hij daar opdeed.

In 2004 richtte hij het "Primal Health Research Centre" op, het Onderzoekscentrum voor Primale Gezondheid.
(voor meer informatie zie: **www.primalhealthcentre.com**)

Sinds 12 jaar werkt hij samen met een doula genaamd Liliana Lammers. Samen organiseren zij regelmatig Paramana Doula voorlichtingsbijeenkomsten in Londen en in andere Europese steden.

Liliana is een rustige en bescheiden vrouw, die heel sterk is in het zich zoveel mogelijk afzijdig houden tijdens een bevalling. Alléén al met haar aanwezigheid is zij in staat een positieve, veilige omgeving te creëren in de ruimte waar de bevalling plaatsvindt. Zij probeert er voor te zorgen dat de moeder zich veilig voelt.

Door de jaren heen en dat al sinds meer dan een halve eeuw is Dr. Odent door zijn ervaringen, opgedaan tijdens meer dan 15.000 bevallingen, zowel in het ziekenhuis als thuis, tot de slotsom gekomen dat een bevallende vrouw niet zoveel méér nodig heeft dan zoveel mogelijk met rust te worden gelaten en slechts te worden bijgestaan door een rustige vroedvrouw, bescheiden op de achtergrond.

Dit boekje is een samenvatting van wat ik zoal heb geleerd tijdens het volgen van een cursus, gegeven door Michel Odent en Liliana Lammers in december 2010, door het lezen van Michel's boeken en van mijn eigen ervaringen, opgedaan met zwangere en bevallende vrouwen.

Ik hoop dat het boekje nuttig voor jullie zal kunnen zijn.

Ruth Ehrhardt,
Red Hill
Cape Town, South-Africa (2011)

Als een vrouw zwanger is

Wanneer een vrouw zwanger is, is ze erg gevoelig voor allerlei dingen. Er groeit een baby binnenin haar en haar lichaam ondergaat veranderingen. Veel van haar kracht en haar energie wordt gebruikt voor het opbouwen van een mens in wording en ze kan moe of misselijk zijn en gevoeliger worden voor bepaalde levensmiddelen. Ze zal zich vaak vreemd of "anders dan anders" voelen.

Ook haar emoties worden door de nieuwe veranderingen in haar lichaam en in haar leven beïnvloed. Daarom moet ze het gevoel hebben dat de mensen die haar omringen, om haar geven en begrip hebben voor hoe zij zich voelt. Ze heeft behoefte aan mensen om zich heen, die naar haar luisteren en in het bijzonder naar haar gevoelens omtrent haar zwangerschap en wat zij ervan vindt een nieuw mensenkindje ter wereld te zullen brengen. Er voor een zwangere vrouw te willen zijn kan ook betekenen; in staat zijn te luisteren naar alle mogelijke problemen die zich eventueel in het leven van de aanstaande moeder kunnen voordoen. Het kan eveneens betekenen: eten voor haar halen of de afwas doen. Haar lichaam moet hard werken om een nieuwe baby op deze wereld te zetten.

Ze kan tijdens deze fase hulp nodig hebben van familie, vrienden of haar naaste omgeving, om gezond en sterk te zijn.

Een zwangere vrouw moet goed en gezond eten, en rust kunnen nemen wanneer ze vermoeid is. Ze moet bovenal óók plezier hebben. Ze zorgt ervoor dat er een baby groeit, maar dat betekent niet dat ze zelf geen plezier wil hebben. Hoe meer een zwangere vrouw zich op haar gemak voelt, hoe meer er van deze gevoelens ook naar de baby in wording toe zullen stromen. Baby's voelen wat hun moeder voelt. Als een moeder verdrietig of angstig is, voelt de baby dat. Is een moeder tevreden en voelt zij zich geliefd, dan zal ook de baby tevredenheid ervaren en zich welkom voelen.

Een zwangere vrouw kan op veel manieren plezier hebben. Ze kan zingen, ze kan dansen, ze kan een boek lezen, film kijken of gewoon met vrienden samenzijn. Ze kan een strandwandeling maken. Het voelt voor haar vaak ook goed om met 'lotgenoten' samen te zijn of met vrouwen die al baby's op de wereld gezet hebben en die mooie en wetenswaardige dingen over hun zwangerschap en ook over het moederschap in het algemeen kunnen vertellen.

Het is belangrijk om te beseffen dat onze woorden een heel groot effect kunnen hebben op een zwangere vrouw. Hoewel we zwangerschap, geboorte en ouderschap niet hoeven te schetsen als iets dat alléén maar uit rozengeur en maneschijn bestaat, moeten we er ons wél van bewust zijn dat het niet erg productief is om op de minder plezierige verschijnselen ervan te hameren (misselijkheid, oprispingen van maagzuur, dikke enkels, vermoeidheid etc.). We moeten haar met regelmaat wijzen op de opwinding en euforie en de schoonheid van een geboorte.

We moeten er ons ook voortdurend van bewust zijn dat al het kleinste 'dingetje' een zwangere vrouw bezorgd kan maken. Zorgverleners beseffen vaak niet hoeveel impact hun woorden hebben en in hoe sterke mate die de gevoelens van een zwangere vrouw en jonge moeder kunnen beïnvloeden.

Veel vrouwen verlaten de routinecontroles met een bezorgd gevoel over zichzelf en hun baby en voelen zich vaak schuldig. Zorgverleners zouden zich daarvan bewust moeten zijn voordat ze een vrouw vertellen dat haar baby weleens te groot zou kunnen zijn, of dat ze vermoeden dat er te weinig of te veel vruchtwater aanwezig zou kunnen zijn, dat haar bloeddruk te hoog is, of dat haar urine suiker bevat.

Tenzij er een reëel en acuut gevaar dreigt, moeten zorgverleners een zwangere vrouw en haar familie niet onnodig bezorgd maken.

Onnodige zorgen kunnen tijdens een zwangerschap negatieve effecten hebben en contraproductief zijn.

De eerste weeën

De actieve weeënfase ingaan is als in slaap vallen ......

Tijdens de actieve ontsluitingsweeën komt het lichaam van de moeder als het ware in een veranderende staat van bewustzijn, een proces dat vergelijkbaar is met het in slaap vallen. We kunnen niet zélf besluiten wanneer én op welke manier we in slaap vallen, want daar hebben we immers geen controle over. We kunnen óók niet zelf beslissen wanneer de weeën beginnen. Wat we echter wél kunnen doen is beide processen minder efficiënt en tegelijkertijd ook moeilijker maken.

De aanvang van de ontsluitingsweeën en het in slaap vallen zijn twee processen die veel met elkaar gemeen hebben omdat ze onder vergelijkbare voorwaarden het best op gang kunnen komen. Zowel bij het bevallen, als bij het in slaap vallen, moeten we ons veilig voelen en warm en ontspannen. We moeten ons op een plek bevinden waar we ons op ons gemak voelen en we moeten vrij zijn van druk van buitenaf, van bezorgdheid, onrust en angst.

Oxytocine

Wanneer een vrouw bevalt komt er bij haar een hormoon, genaamd oxytocine vrij. Oxytocine is het hormoon dat tijdens de bevalling zorgt voor de samentrekkingen van de baarmoeder.

Het wordt ook wel **het hormoon van de liefde** genoemd.

Oxytocine is het hormoon dat bij ons vrijkomt wanneer we van een maaltijd genieten of wanneer we een stimulerend gesprek voeren. Het is het hormoon dat vrijkomt wanneer we de liefde bedrijven en een orgasme bereiken. Het is het hormoon dat ons verliefd doet zijn, en ook het hormoon dat ervoor zorgt dat de moedermelk gaat stromen wanneer een moeder haar kind de borst geeft.

Is het niet geweldig dat het nou juist het hormoon van de liefde is, dat ervoor zorgt dat een baby ter wereld kan komen?

Dit hormoon is er ook in synthetische vorm. In ziekenhuizen wordt het zwangere vrouwen regelmatig toegediend. Het staat onder uiteenlopende benamingen bekend, zoals **Pitocin** of als **Syntocinon**. Het wordt toegediend om de baarmoeder te laten samentrekken, hetgeen ertoe kan bijdragen de baby (vroegtijdig) geboren te laten worden. Echter, deze synthetische oxytocine is **geen** liefdeshormoon. Het zet **niet** dezelfde processen in werking als het hormoon dat bij de bevalling spontaan door het lichaam van de moeder zelf wordt geproduceerd.

Synthetische oxytocine is een hormoon dat niets anders bewerkstelligt dan dat het de baarmoeder doet samentrekken en helpt de baby naar buiten te persen. Het is van groot belang dat we meer te weten komen over de effecten en de functie van natuurlijk vrijkomende oxytocine, want als aan de bevallende vrouw synthetische oxytocine wordt toegediend, is haar lichaam misschien minder goed in staat natuurlijke oxytocine aan te maken.

Waarom en hoe wordt synthetische oxytocine gebruikt?

Synthetische oxytocine wordt toegediend om een bevalling **op te wekken** (dat betekent de bevalling kunstmatig te laten beginnen) of om de bevalling hernieuwd op te starten en/of sneller te laten verlopen (wanneer die om wat voor reden dan ook onverhoopt is onderbroken of wat traag verloopt). Synthetische oxytocine wordt eveneens gebruikt voor **de actieve controle van de 3e fase van de bevalling** wanneer de placenta wordt geboren (de zogenoemde 'nageboorte'). (De moeder krijgt een injectie toegediend om haar te helpen de placenta snel af te stoten). Het wordt óók gebruikt om het bloeden van de moeder te stoppen als zij een **postpartum bloeding** heeft (d.w.z. als haar baarmoeder na de geboorte niet samentrekt zoals het hoort en ze hevig begint te bloeden).

De inleiding van de bevalling.

Het wordt vandaag de dag als normaal beschouwd de moeder in te leiden om bevalling op gang te brengen. Er kunnen daarvoor verschillende redenen worden aangedragen: Zij zou b.v. 'over tijd' kunnen zijn, of haar geboortebegeleiders geven aan bezorgd te zijn over het te verwachten gewicht van haar baby of dat er

19

met de baby of de moeder zélf fysiek iets niet helemaal in orde zou kunnen zijn.

Versterken van de weeën

Wanneer de bevalling begonnen is, komt het nogal eens voor dat de weeën verzwakken of zelfs geheel blokkeren als de vrouw in het ziekenhuis aankomt.

Er kunnen meerdere oorzaken zijn van dit plotselinge verzwakken of uitblijven van de weeën:
- het licht is te fel
- zij wordt onderworpen aan een of meerdere vaginale onderzoeken
- er komt een vreemde de kamer binnen
- zij voelt zich bekeken en daardoor te veel bewust van zichzelf (hoe ze zich gedraagt en hoe ze er uit ziet).
- en ze heeft het gevoel dat ze wordt opgejaagd
- ze heeft het koud of voelt zich bang.

Als de weeën dan na een poosje niet spontaan weer op gang komen, wordt vaak synthetische oxytocine toegediend om dat kunstmatig te bewerkstelligen. De bevalling zal nu erg van de natuurlijk gang van zaken afwijken. Wanneer de bevalling wordt ingeleid door een synthetisch hormoon zal dit de baarmoeder eveneens doen samentrekken, maar <u>niet</u> in staat zijn, de vele andere processen in werking te stellen, zoals dat gebeurt als het natuurlijke liefdeshormoon oxytocine door het lichaam van de moeder zélf wordt geproduceerd en vrijgelaten. (ook en vooral dié processen, die het gedrag en de gezondheidssituatie van zowel de moeder als haar baby sterk zullen beïnvloeden).

De baby zal,
als hij of zij zover is
om het licht van de wereld
te aanschouwen,
aan moeders lichaam kenbaar maken
dat hij er klaar voor is.

Het moederlichaam
kan dan beginnen te bevallen
dankzij de geleidelijke aanmaak en
het vrijgeven van oxytocine,
het "liefdeshormoon"

Moeder en baby
werken nu samen,
zodat de baby "op de wereld kan komen"

Hoe werkt oxytocine?

Oxytocine is een verlegen hormoon.....

Oxytocine moet zichzelf op haar gemak voelen voordat zij in ons lichaam kan vrijkomen. Omdat oxytocine het liefdeshormoon is, is dat ook begrijpelijk.

Als we ons geliefd voelen, geeft dit een idee van veiligheid. Liefde wordt daarentegen niet makkelijk ervaren als we onder druk staan of menen in gevaar te zijn....

Oxytocine is óók een kieskeurig hormoon. Alles moet op zijn plek zijn gevallen voordat zij zich laat zien. Hoe comfortabeler de omgeving en hoe meer ontspannen de moeder zal zijn, hoe meer oxytocine er zal stromen.

Een gevoel van veiligheid

Een bevallende vrouw moet zich zeker van zichzelf en veilig voelen. Zoogdieren zoeken immers ook een veilige plek om hun nageslacht ter wereld te brengen. Prachtig voorbeeld daarvan vormen de vrouwtjes olifanten die in een kring om een bevallende soortgenoot gaan staan, met hun rug naar haar toegekeerd.

Als een bevallend zoogdier zich bedreigd voelt, stagneert het **geboorteproces** net zo lang, totdat ze weer op een veilige plaats zal zijn. De mens is in dit opzicht fysiologisch gezien niet zo heel anders. Wij zijn per slot van rekening ook zoogdieren. Hoewel veel vrouwen ervoor kiezen in een ziekenhuis te bevallen, omdat zij ervan uitgaan dat dát de meest veilige optie is, kan het echter gebeuren dat, op het moment dat zij in het ziekenhuis aankomen, hun lichaam aangeeft dat het zich in die omgeving juist helemáál niet zo veilig voelt. De felle lichten, het gepraat, het ondertekenen van formulieren, alle vragen, het contact moeten hebben met vreemden, het tikken van de klok, de koude steriele kamers, de hoge bedden, het gebrek aan privacy, het monitoren van de baby's hartslag..."

Dat alles kan bij menigeen tot een minder veilig en minder geborgen gevoel leiden. Dat maakt het oxytocine moeilijk om vrij te kunnen stromen. Een langer durende en moeilijkere bevalling is dan niet denkbeeldig.

Hoe bereiden andere zoogdieren zich op dit proces voor? Zij zoeken een veilig, donker plekje zover mogelijk van de drukte vandaan, een plekje waarvan zij zich veilig voelen en weten dat ze niet gestoord zullen worden.

Voor een vrouw aan het eind van haar zwangerschap zou hetzelfde moeten gelden. Wij doen wel eens lacherig over de nesteldrang die een vrouw vertoont wanneer ze tegen het eind van haar zwangerschap koortsachtig haar huis begint schoon te maken als voorbereiding op de geboorte.

Sommige vrouwen vinden geen rust voordat de gordijnen op exact de juiste plaats hangen, de vloeren zijn geboend en al hun lopende zaken zijn afgehandeld. Met deze zaken bezig zijn, maakt het voor veel vrouwen mogelijk om zich klaar te voelen voor de komst van hun baby. Is dát allemaal gebeurd, pas dan hebben zij het gevoel klaar te zijn voor de komst van hun baby.

Denkwerk? Probeer het (zoveel mogelijk) te vermijden!

Eén van de belangrijkste voorwaarden om het 'schuchtere' hormoon oxytocine toch haar werk te laten doen, is dat het denkende gedeelte van het brein van de aanstaande moeder zoveel mogelijk uitgeschakeld blijft. We moeten ervoor oppassen dat dit deel van de hersenen (ook wel de neocortex genoemd) van de bevallende vrouw, zo min mogelijk wordt gestimuleerd. We prikkelen de neocortex door de bevallende vrouw allerlei logische zaken mee te delen, zoals bijvoorbeeld hoeveel centimeter ontsluiting zij heeft, of door haar te vragen wanneer precies haar vruchtvliezen braken. We laten haar met deze waarnemingen en vragen haar neocortex gebruiken met als gevolg dat de aanmaak en daarmee het vrijkomen van oxytocine wordt afgeremd.

Een vrouw moet in staat kunnen zijn langzamerhand aan het proces van het bevallen te beginnen (net als bij het in slaap vallen) en daaruit niet te worden 'gewekt' door de buitenwereld. Als de omstandigheden het haar mogelijk maken haar neocortex uit te schakelen, zal de oxytocine haar werk optimaal kunnen doen.

Geen toeschouwers!

Het gevoel bekeken te worden, prikkelt de neocortex **ook.** Het is dus belangrijk dat de moeder zich niet bekeken voelt. Eventuele waarnemers en personen die bij de bevalling geen specifieke rol hebben, zijn dus eigenlijk uit den boze. Camera's kunnen de bevalling eveneens doen vertragen omdat zij de moeder het gevoel geven bekeken te worden, hetgeen tot gevolg kan hebben dat zij uit het proces 'ontwaakt'.

Duisternis of het dimmen van felle lichtbronnen

Het is van belang dat er tijdens de bevalling niet te veel heldere verlichting in de omgeving van de kraamvrouw aanwezig is. Dichte gordijnen, kaarslicht of een andere vorm van gedimd licht helpen "het denkende deel van de hersenen" te onderdrukken en zijn dus bevorderlijk voor het vrijkomen van zoveel mogelijk oxytocine.

Behaaglijke warmte

Een barende vrouw heeft warmte nodig. Een haardvuur of een andere vorm van verwarming en vooral warm water helpen niet alleen haar lichaam zich te ontspannen, maar ook haar neocortex.

Op het juiste moment een warm bad of warme douche nemen (als de ontsluitingsweeën al goed op gang zijn gekomen), kan een vrouw zelfs dusdanig doen ontspannen dat haar baarmoederhals zich totaal zal ontsluiten.

Oxytocine en adrenaline werken elkaar van nature tegen

Adrenaline verhindert de vrijlating van oxytocine.

Adrenaline is het hormoon dat we produceren wanneer we bang, bezorgd of gestrest zijn maar ook wanneer we het koud hebben. Het staat bekend als het 'fight or flight', het 'vecht of vlucht' hormoon. Adrenaline onderdrukt oxytocine. Het kan het baringsproces zelfs volledig stoppen, maar het in ieder geval tijdens de ontsluitingsfase vertragen en pijnlijker laten verlopen.

Iedereen die bij een geboorte aanwezig is moet zich van zijn mogelijke adrenaline levels bewust zijn, en wel omdat adrenaline 'overdraagbaar' is, hetgeen betekent dat wanneer jij je bezorgd voelt of angstig of nerveus, de anderen in dezelfde ruimte deze gemoedstoestand maar al te gemakkelijk over kunnen nemen.

Als jij bij een bevalling aanwezig bent en je voelt je gespannen, nerveus of angstig, probeer dan jezelf ertoe te dwingen rustig te worden. Lukt dat niet, dan is het beter de ruimte te verlaten totdat je je weer kalm en rustig voelt.

Kijk af en toe eens even om je heen en probeer in te schatten hoe de anderen zich voelen. Als je tot de conclusie komt dat iemand zich niet helemaal op zijn of haar gemak voelt, laat de persoon in kwestie dan tactvol weten, dat hij/zij rustig even een pauze mag nemen en daartoe de kamer beter even kan verlaten, een ommetje kan gaan maken of de ogen even dicht doen. Dit dient natuurlijk tactvol en heel rustig te worden gezegd, want als jij jezelf geïrriteerd gedraagt of anderen kwaad maakt, zal er meer adrenaline vrijkomen, waardoor ook de aanstaande moeder zal worden beïnvloed. Soms zijn mensen opgelucht wanneer zij horen dat ze best even een pauze mogen inlassen. Een geboorte meemaken is een zeer intense ervaring en kan erg overweldigend zijn.

De basisbehoeften van een bevallende vrouw zijn:

Zich veilig voelen

De neocortex uitgeschakeld houden

Stilte

Duisternis of gedempte verlichting

Warmte

Zich niet bekeken voelen

Geen adrenaline

Voorbeeld van een beknopt basis-geboorteplan

(ruimte voor opmerkingen en notities)

Eventuele aanwezigen bij mijn bevalling:

1. Mijn echtgenoot / partner
2. Mijn vroedvrouw
3. Mijn doula

Het monitoren van mezelf en mijn baby:

• Als er werkelijk reden is voor een vaginaal onderzoek, breng me dan niet op

de hoogte van dingen zoals bijvoorbeeld de hoeveelheid ontsluiting of de ligging van de baby .

• Beluister de hartslag van de baby zo weinig mogelijk, want de bevalling zou daardoor verstoord kunnen raken.

•   Blijkt het werkelijk nodig om mijn baby's hartslag te beluisteren, doe het dan zonder het me te vragen zodat ik niet na hoef te denken over het antwoord?

- Bied me geen pijnstillers of andere vormen van pijnverlichting aan a.u.b. Mocht ik er behoefte aan hebben, dan zal ik er zelf om vragen!

3e en 4e fase van de bevalling:

- Direct na de geboorte wil ik graag een uur onafgebroken en ongestoord met mijn baby alleen zijn.

- Klem de navelstreng niet af en knip hem niet door tot minstens een uur na de geboorte van mijn baby.

- Ik wil graag een fysiologische geboorte van de placenta, als de geboorte van m'n kindje zélf tenminste normaal is verlopen.

Na de geboorte:

Vitamine K? (aan jou de keus!)
- oraal
- voor mijn baby géén vitamine K

Hulpverlening bij de geboorte

De perfecte geboortebegeleider is een kalme vroedvrouw
die zoveel mogelijk op de achtergrond blijft....

De ideale geboortebegeleider is bij voorkeur zelf moeder, iemand met een positieve instelling ten aanzien van geboortes. Ze heeft zelf waarschijnlijk ook positieve bevallingservaringen gehad? Zij is er om de bevallende moeder op haar gemak te stellen, om haar een gevoel van geborgenheid en veiligheid te geven.

Zij beschouwt geboortes als normaal en heeft kennis en begrip van de omgevingsfactoren die essentieel zijn voor het vrijkomen van oxytocine bij de bevallende moeder.

Zij begrijpt dat praten en het stellen van vragen de neocortex van de barende vrouw zal stimuleren. Daarom beperkt zij het praten met de moeder tot een minimum en zal vragen van eventuele aanwezigen zoveel mogelijk zelf, in naam van de aanstaande moeder beantwoorden.
Op deze manier zal de moeder niet uit haar geboorteproces 'wakker gemaakt' worden.

De ideale geboortebegeleider weet dat fel licht de neocortex stimuleert, dus zal zij erop toezien dat er gedempt licht heerst en overdag de gordijnen dicht zijn.

Zij weet eveneens dat een barende vrouw behoefte heeft aan warmte om zich om zich te kunnen ontspannen en dus in staat zal zijn oxytocine aan te maken en ook vrij te laten stromen. Zij zal ervoor zorgen dat de kamer tot op een voor de moeder aangename temperatuur zal zijn verwarmd en weet ook dat een warme douche of een warm bad zeer heilzaam kan zijn om de pijn te verlichten.

De perfecte geboortebegeleider wéét dat de barende moeder zo onbevangen mogelijk moet zijn en zich dus niet 'bespied' mag voelen. Zij zal haar blik dus ook zo min mogelijk op de bevallende moeder richten.

Ook is zij bekend met het feit dat camera's bij de bevalling ongewenst zijn omdat deze het gevoel aan de moeder kunnen geven dat ze geobserveerd wordt en zo dus het geboorteproces kunnen vertragen.

De ideale geboortebegeleider houdt haar eigen adrenalinepeil laag, is zich zeer van zichzelf bewust en ook van het effect dat zij op de barende vrouw en op anderen kan hebben.

Zij gaat er vanuit dat het geboorteproces een natuurlijk verloop zal hebben.

De ideale geboortebegeleider is in staat, alléén al door zijn of haar aanwezigheid een sfeer van veiligheid en geborgenheid te creëren.

De Foetus Ejectie Reflex

Een natuurlijk proces begint spontaan, het heeft geen hulp nodig. Het is juist van belang het niet te verstoren.

Als aan de basisbehoeften van de bevallende moeder is tegemoetgekomen tijdens de eerste fase van de bevalling, zal haar lichaam zich voorbereiden op iets dat **Foetus Ejectie Reflex** wordt genoemd.

Het is van het grootste belang dat de barende moeder gedurende deze fase van de bevalling volstrekte privacy geniet, anders zal de kans dat deze reflex plaats vindt, sterk afnemen.

Hoe weet je nu wanneer de Foetus Ejectie Reflex zich aankondigt?

Als deze reflex op het punt staat te beginnen, kan de moeder angstig worden, gaan schelden of vloeken en dingen roepen als: 'ik wil dood' of 'ik wil niet meer!'.

Het zou op dit punt verkeerd zijn te proberen de moeder met lieve woordjes gerust te stellen of te trachten haar op een andere manier te kalmeren.

Heel snel daarna zullen zich een paar zeer sterke weeën voordoen. De bevallende moeder zal zich plotseling weer vol energie tonen en vaak rechtop willen gaan zitten.

De baby zal dan uiteindelijk dankzij een paar hele sterke oncontroleerbare weeën geboren worden.
Men noemt dit de Foetus Ejectie Reflex. Deze Foetus Ejectie Reflex verschilt van hetgeen we kennen als de tweede fase van de bevalling, wanneer de moeder de baby actief naar buiten moet proberen te persen.

Als er een echte Foetus Ejectie Reflex plaats vindt, is het risico op uitscheuren van de moeder uiterst gering en de placenta zal vaak al na enkele minuten spontaan loslaten.

Er kan geen Foetus Ejectie Reflex optreden als er niet is voldaan aan de basisbehoeften van de vrouw tijdens haar bevalling.

Na de geboorte

Als de baby eenmaal geboren is, moet hij of zij zoveel mogelijk in huid-op-huid contact met de moeder blijven, moeten beiden alleen gelaten worden en minstens een uur lang niet gestoord worden!

Dit betekent dat ze onder géén voorwaarde mogen worden afgeleid!

Niemand zou mogen praten. **Niemand** zou foto's mogen maken.

Het enige waarvoor gezorgd moet worden is dat moeder en baby het warm genoeg hebben.

Als de baby eenmaal geboren is zal het lichaam van de moeder een enorme hoeveelheid oxytocine produceren. Het zal de hoogste oxytocinepiek zijn die ze in haar leven zal ervaren. Deze oxytocinepiek zal haar meteen van haar kindje doen houden en zich met hem of haar verbonden doen voelen. Deze enorme oxytocine productie zal er ook voor zorgen dat de placenta los zal laten en dat de baarmoeder zich zal gaan samentrekken.

In het eerste uur na de geboorte zal de baby moeten wennen aan de zwaartekracht en aan de temperatuursverandering. Dit is de perfecte tijd voor moeder en baby om, zonder hulp van buitenaf, met de borstvoeding te beginnen.

Het doorknippen van de navelstreng

Er is geen enkele reden om haast te maken met het doorknippen van de navelstreng na de geboorte. Probeer de navelstreng tenminste tot een uur na de geboorte intact te houden.

Dit richt totaal geen schade aan.

De navelstreng bevat twee slagaders en een ader. De slagaders sluiten zich binnen een paar minuten na de geboorte maar de ader blijft open zodat de baby wel 150 ml of meer kostbaar bloed zal ontvangen.

De navelstreng doorknippen is een ritueel.

Gedurende duizenden jaren heeft de mensheid het eerste contact tussen de moeder en baby verstoord.

Door de eeuwen heen en in de meest verschillende culturen, werd aan moeders niet toegestaan om hun baby's aan te raken, als daar niet eerst toestemming voor was gegeven door de vroedvrouw of de vader of een priester of andere invloedrijke figuur uit de desbetreffende samenleving.

In sommige culturen werd gezegd, dat de colostrum (de eerste "melk" die de moeder produceert in de eerste dagen na de geboorte en die van ontzettend hoge voedingswaarde is en ontelbaar veel antistoffen bevat) giftig was en dat baby's om deze reden bouillon, of melk van een ander dier of van een andere moeder moesten krijgen.

In sommige culturen wordt luid gejuicht op het moment dat de baby 'er is', dit om de moeder 'wakker te maken', in andere culturen dient de pasgeborene eerst gewassen te worden of over rook te worden geleid, voor het in de armen van de moeder wordt gelegd.

Vandaag de dag is het bij óns gebruikelijk de moeder te feliciteren, snel de navelstreng door te knippen, de nageboorte te 'verzorgen', te controleren of er gehecht moet worden, foto's te maken, de baby zo snel mogelijk te wegen en te meten, 'genodigden' in de verlosruimte toe te laten om de pasgeborene te 'bezichtigen' en de bevalling met de moeder 'door te nemen'.

Het is een bijzonder feit dat het één van de grootste ontdekkingen van de 20e eeuw is geweest, dat een baby z'n moeder nodig heeft in de momenten direct na de geboorte!

Nu lijkt het erop dat we nog moeten ontdekken, **dat de baby z'n moeder nodig heeft en verder écht niemand anders.**

De toekomst

Vandaag de dag bevalt de meerderheid van de vrouwen van hun baby zonder daarbij uitsluitend gebruik te maken van hun eigen natuurlijke hormonen.

Veel van die geboortes worden kunstmatig opgewekt.......

... of met synthetische hormonen geïntensiveerd en/of versneld.

Menig geboorte vindt plaats via de keizersnede.

Zelfs als een geboorte zonder interventie (ingreep van buitenaf) plaatsvindt, wordt de natuurlijke situatie tijdens het heilige eerste uur na de geboorte, maar al te vaak verstoord.

Wij zijn de manier waarop baby's geboren worden zélf op onaanvaardbare en tegennatuurlijke manier aan het veranderen met alle mogelijke gevolgen van dien.

We passen deze veranderingen toe zonder goed te begrijpen wat nou precies de basisbehoeften van een vrouw tijdens de bevalling zijn.

We passen deze veranderingen toe zonder veel kennis te hebben over de mogelijke effecten ervan op onze toekomst.

Een verhaal

Een vroedvrouw bevindt zich in een schemerig vertrek.

Ze heeft een sjaal om haar schouders geslagen.

Vanaf de tafel flikkert kaarslicht.

Ze is aan het breien.

Vanuit een aangrenzend vertrek hoor je het geluid van een zachtjes kreunende vrouw.

De vroedvrouw gaat rustig door met breien. Even later is het gekreun opnieuw te horen. De vroedvrouw glimlacht in zichzelf en breit rustig verder.

Er gaat enige tijd voorbij, dan staat de vroedvrouw op en verlaat de kamer. Ze gaat naar de keuken en je hoort haar de ketel op het vuur zetten.

De bevallende vrouw blijft kreunen en steunen. De pijn lijkt intenser te worden.

De vroedvrouw komt weer binnen met een gloeiend hete mok thee en een schaaltje met koekjes. Ze doopt haar koekjes in de thee en nipt aan haar kopje thee.

De zwangere vrouw in het vertrek ernaast blijft zachtjes kreunen.

De vroedvrouw zit in haar schommelstoel rustig heen en weer te schommelen, terwijl de barende vrouw maar geluiden van zich blijft laten horen.

De vroedvrouw valt in slaap. Ze dut een poosje en intussen wordt het gekreun van de moeder intenser.

Dan schreeuwt de moeder het uit. De pijn wordt haar teveel. Ze is bang dat ze dood gaat.

De vroedvrouw opent de ogen en luistert er aandachtig naar. Langzaam verheft ze zich uit haar schommelstoel en schuifelt de kamer uit in de richting van de barende vrouw.

Stil als een kat glipt ze het vertrek binnen waar zich de moeder bevindt.

De moeder slaakt een oerkreet en…. : de baby is geboren.

De baby huilt.

De moeder maakt liefkozende geluidjes naar haar kindje.

De vroedvrouw schuifelt terug, in de richting van de schommelstoel, lacht zachtjes in zichzelf en begint weer te breien.

Over de auteur

Ruth Ehrhardt is een gecertificeerde professionele vroedvrouw en doula.

Als Zwitsers staatsburger verhuisde zij met haar Zuid-Afrikaanse moeder en haar jongere zus naar Zuid-Afrika toen ze acht jaar oud was en ze is daar sindsdien altijd blijven wonen. Ruth's moeder Carol kocht er een Protea (suikerbloem) plantage een uur rijden buiten Ceres (een klein stadje, tweeënhalf uur rijden van Kaapstad) en raakte bij 'toeval' betrokken bij 'het vangen' van baby's van de plaatselijke plantage-arbeiders die speciaal naar haar vroegen omdat zij, zo wilde het verhaal, over 'helende handen' zou beschikken. Carol fungeerde als vroedvrouw bij de geboorte van Ruth's eerste kind.

Als moeder van vier thuis geboren kinderen deed Ruth haar eerste praktijkervaring op bij 'WOMBS doula' met Irene Bourquin in Zuid-Afrika en ze volgde daarna de Paramana doula cursus met Dr. Michel Odent en Liliana Lammers in Londen. Bovendien studeerde zij nog 'Midwifery voor gevorderden' met Ina May Gaskin, Pamela Hunt en 'The Farm Midwifes'.

Samen met collega Lana Petersen zette zij 'Home Birth South Africa' op. Een web georiënteerde database voor hen die informatie en/of advies over thuisgeboortes in Zuid-Afrika zoeken. Samen organiseren ze ook de 'Cape Town Home Birth Gatherings', kwartaal-bijeenkomsten voor mensen die willen worden voorgelicht over, c.q. ondersteuning zoeken bij thuisgeboortes.

(zie **www.homebirth.org.za**)

Tegenwoordig werkt zij samen met Caitlyn Collins in een verloskundige praktijk genaamd Circle of Elephants. Ze begeleiden thuisgeboortes in Kaapstad.

(zie **www.circleofelephants.com**)

Ruth is eveneens getraind als 'Helping Babies Breathe Facilitator' (help baby's ademen) en als 'master trainer' op ditzelfde terrein.

Zij is voorvechtster van de rechten van vrouwen, moeders en baby's en is betrokken bij verscheidene educatie- en ondersteuningsprojecten op dit gebied.

Ze schrijft regelmatig op haar persoonlijke website en blog:

www.truemidwifery.com

Notitie van de auteur

Dit boekje heeft veel weerklank gevonden bij de mensen die het hebben gelezen. Het idee was een samenvatting te maken van iets dat zo eenvoudig is, maar onderschat en verkeerd geïnterpreteerd wordt, maar dat **hét** verschil kan maken bij een geboorte, verschil voor de moeder, voor het kind en voor de toekomst van de mensheid.

Ik zie het als mijn missie om deze op het oog kleine, maar toch zeer krachtige en in mijn ogen uiterst belangrijke boodschap zo breed en zo wijd mogelijk uit te dragen en te verspreiden en heb daarmee een begin gemaakt door het schrijven van dit boekwerkje, dat gemakkelijk wegleest en goedkoop te drukken is.

Ik zou dit boekje graag in zoveel mogelijk talen vertaald zien - als je me daarbij zou willen helpen, laat me dat dan alsjeblieft weten. Ik ben eveneens op zoek naar openhartige reviews over het boek op Amazon, maar hoewel ik het erg op prijs zou stellen wanneer je de tijd zou kunnen vinden en ook willen nemen om er een paar woorden aan te wijden, ben je daartoe natuurlijk niet verplicht. Ik nodig je echter van harte uit een eventuele review rechtstreeks bij Amazon te posten. Ik zou jullie meningen erover zeer waarderen, zowel positief als negatief.

Dank jullie wel.

Ruth Erhardt

Suurbraak/X!airu

Zuid-Afrika

2013

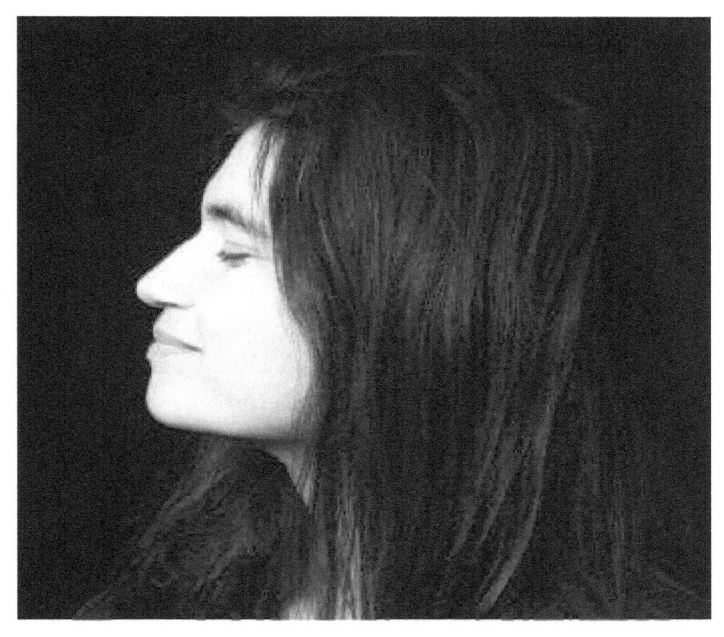

Voor meer informatie zie Michel Odent's websites

www.wombecology.com

www.primalhealthresearch.com

Je kunt met Ruth Ehrhardt in contact komen via:

ruth@homebirth.org.za

Haar persoonlijke website is:

www.truemidwifery.com